主编简介

付卫，主任医师，教授，博士生导师，北京大学第三医院副院长，急诊部主任，肿瘤中心主任，普通外科副主任。学术兼职包括中国老年保健医学研究会胃肠外科分会副主任委员，中国医师协会外科医师分会结直肠外科医师委员会常委，中国医师协会外科医师分会上消化道外科医师委员会委员，中国质量协会医疗与健康分会副会长，《BMJ Quality & Safety 中文版》编委等。作为通讯作者在 *Science*、*Gut*、*Cancer Cell* 等生物医学领域顶级学术期刊发表系列文章，主持科技部重点研发计划、基金委重大研究计划等国际级及省部级课题 10 余项，并主编出版了《新冠肺炎相关专科问题的处理》《新突发传染病医院防控模式与流程》《核生化突发事件护理专业培训指导》等专著。

N.B.C
核生化损伤防护知识50问

主　编　付　卫（北京大学第三医院）

副主编　马青变（北京大学第三医院）
　　　　张志鹏（北京大学第三医院）
　　　　李葆华（北京大学第三医院）
　　　　曹宝山（北京大学第三医院）
　　　　陈　辉（北京急救中心）
　　　　江　云（中国人民解放军总医院第五医学中心）

编　者　白　颐（北京大学第三医院）
　　　　高美玲（北京大学第三医院）
　　　　周　鑫（北京大学第三医院）
　　　　梁　莉（北京大学第三医院）
　　　　葛洪霞（北京大学第三医院）
　　　　张鹤立（北京大学第三医院）
　　　　陆思懿（北京大学第三医院）
　　　　任　珍（北京大学第三医院）
　　　　张照辉（北京大学第三医院）
　　　　张　威（北京急救中心）

北京大学医学出版社

HESHENGHUA SUNSHANG FANGHU ZHISHI 50 WEN

图书在版编目（CIP）数据

核生化损伤防护知识 50 问 / 付卫主编．—北京：北京大学医学出版社，2022.7

ISBN 978-7-5659-2665-5

Ⅰ．①核…　Ⅱ．①付…　Ⅲ．①核武器 - 损伤 - 防护 - 问题解答②生物武器 - 损伤 - 防护 - 问题解答③化学武器 - 损伤 - 防护 - 问题解答　Ⅳ．① R827-44

中国版本图书馆 CIP 数据核字（2022）第 103775 号

核生化损伤防护知识50问

主　　编： 付　卫
出版发行： 北京大学医学出版社
地　　址：（100191）北京市海淀区学院路38号　北京大学医学部院内
电　　话： 发行部 010-82802230；图书邮购 010-82802495
网　　址： http：//www.pumpress.com.cn
E-mail： booksale@bjmu.edu.cn
印　　刷： 中煤（北京）印务有限公司
经　　销： 新华书店
责任编辑： 袁朝阳　何渼波　**责任校对：** 靳新强　**责任印制：** 李　啸
开　　本： 880 mm × 1230 mm　1/32　**印张：** 2　**字数：** 35 千字
版　　次： 2022年7月第1版　2022年7月第1次印刷
书　　号： ISBN 978-7-5659-2665-5
定　　价： 10.00元

前　言

核生化事件是指由化学毒剂毒物、放射性物质、致病微生物、其他放射源等导致的人员伤害恐怖事件或突发事故。核生化事件属于特别重大公共卫生事件，一旦发生，影响范围广、播散速度快、受累人员多，如果处置不当，不仅会造成大规模人员伤亡，还会引起民众恐慌，对社会稳定和经济发展造成不利影响。1995 年，日本东京地铁神经性毒剂沙林恐怖袭击事件造成 5500 余人受伤、13 人死亡，是典型的核生化事件。应急医学救援和核生化损伤防护知识的普及是应对核生化事件的重要措施。

核生化事件多发生在人员密集的场所，具有突发性、破坏性和杀伤性。加强公众对核生化损伤防护知识的普及，能够使公众对核生化损伤有正确的认识，在遇到可能发生的突发事件时，早期识别，采取必要的防护措施，减轻核生化损伤造成的身体损伤和心理恐慌，配合专业人员高效应对核生化突发事件。

本书以常见核生化损伤防护知识为主要内容，在文献检索的基础上，结合该领域权威性较高的三级甲等医院专家的宝贵经验，最终形成了放射损伤防护、生物损伤防护和化学毒剂损伤防护3部分内容。本书特色：①整体化强、结构清晰，从核、生、化3个方面进行讲解，便于公众学习查阅；②语言精练，通俗易懂，关键防护知识重点突出，便于公众理解；③内容明确、可读性强。

本书受到了国家重点研发计划（项目编号：2021YFF0307300）的资助，其中北京大学第三医院作为牵头单位，与合作研究单位（北京急救中心、中国人民解放军总医院第五医学中心）密切合作，共同完成了本书的撰写工作。由衷感谢各位专家对本书的高度重视和支持，感谢各位同行提出的宝贵意见，感谢各位编委在本书编写过程中付出的努力！

真诚希望本书能够提高公众对核生化事件的识别能力和防护能力。尽管力臻完善，但本书难免存在不妥之处，敬请广大读者批评指正。

编者

2022年6月

目　录

第一章　放射损伤防护

第一节　概　论

1 什么是电离辐射和放射损伤?

电离辐射是一切能引起物质电离的辐射的总称，其种类很多，高速带电粒子有α粒子、β粒子、质子，不带电粒子有中子以及X射线、γ射线。这些物质可由原子发射出电子（电离作用）。电离作用改变了原子以及包含这些原子的分子的化学特性。电离辐射可通过改变细胞有序环境内的分子，损伤及破坏细胞。根据剂量的大小、暴露的器官以及辐射类型，电离辐射引起的细胞损伤可能导致急性疾病，增加患癌风险。电离辐射由放射性物质（放射性核素，如铀、氡、钋）发射，也可由设备产生，如X线和放射治疗机器。无线电波，如移动电话及AM和FM广播传送器，以及可见光都是电磁辐射的类型。这些放射的形式不是电离，能量较低，因此这些物质的暴露水平不足以损害人体细胞。

放射损伤是由于人体暴露于电离辐射引起的组织损伤。大剂量电离辐射可导致急性发病，出现造血功能减低以及消化道损害；大剂量电离辐射还可损伤心脏和血管（心血管系统）、脑部以及皮肤；大剂量和超大剂量放射损伤被称作组织反应。导致明显可见的组织损伤所需放射剂量因组织类型不同而存在差别；电离辐射可增加罹患癌症的风险；精子和卵细胞在放射暴露环境中导致子代基因缺陷的风险会略有增加。医生会尽可能移除患者外部和内部（吸入或服用的物质）的放射性物质，并治疗放射损伤的症状和并发症。

2 什么是沾染和辐射?

沾染是指接触并保留了放射性物质，通常是尘埃或液体。外部沾染是接触到皮肤或衣服上，可能掉下来或被擦下来，再污染其他人或物体。内部沾染是指通过消化道、呼吸道或破损的皮肤被人体吸收，放射性物质存留在体内。一旦进入体内，放射性物质可以传送到身体的各个部位，如骨髓，在那里继续释放射线，增加剂量，直到被清除或释放完所有的能量（即衰减）。去除内部沾染较外部沾染更困难。

辐射是指人体暴露于放射线，而不是接触或保留了放射性物质，因此不包括沾染。常见的例子就是诊断性

X线，比如骨折时进行评估所用。辐射暴露可发生于没有直接接触的人和放射性物质之间（比如放射性物质或X线机）。当放射源被移除或关闭，辐射就会停止。只受到辐射而没有沾染的人没有放射性，即他们不发射射线，而且他们遭受放射性物质辐射的剂量并不增加。

3 什么是放射源暴露?

人们经常暴露在低水平的自然辐射（本底辐射）中，也间断暴露于人工放射源的辐射中。自然辐射在全世界各地以及各国国内不同地方的差别极大，根据地区、海拔高度和当地地质条件，暴露量范围为每年 0.5 ~ 20 mSv 不等。平均而言，每年来自生产（多数为医用源）来源的额外暴露量为 3 mSv。本底辐射来源包括来自太空的太阳辐射和宇宙辐射、地球上天然产生的放射性元素。宇宙和太阳辐射大部分都被地球大气层所阻挡，但由于地球的磁场主要集中在北极和南极。因此，居住地球两极越近、居住海拔越高以及乘坐飞机时，受到的宇宙辐射越强烈。放射性元素，特别是铀以及它自然衰变的放射性产物（如氡气），存在于许多岩石和矿物质中。这些元素最终进入各种物品中，包括食物、水和建筑材料。氡辐射一般占所有自然辐射的 2/3。即便集中所有本底辐射的剂量也远不足以引起放射性损伤。迄今为止，尚无证据显示本底辐射水平的不同会对健康造成影响，因为低剂量水平的辐射导致的健康风险并不存在或是过小而无法观察到。

4 什么是人工放射源辐射？

多数人暴露于生产辐射源的情况与使用X线的医学影像学检查（尤其是CT）或与给予放射性物质（尤其是心脏核医学扫描）有关。癌症患者接受放射治疗时可能会受到极高剂量的辐射。但是，治疗时会尽一切努力使辐射只针对病变组织并减小对正常组织的辐射。

人们也可能暴露于其他人工辐射源，如放射性事故和核武器试验的放射性尘埃。但是，这些辐射只占大多数人每年接受辐射量的一小部分。一般来说，放射性事故涉及参与放射性物质或X线源工作的人员，比如食物辐照器、工业用放射源和X线机。这些工作者可能会受到显著剂量的辐射。事故通常是由于未遵守安全规程所致。辐射暴露也发生于含有大量放射性物质的医用或工业用放射源的丢失或被盗。放射损伤还可发生于接受放射治疗的患者和由脉冲X线束引导的临床操作中，这种X线束可在屏幕上显示移动X线图（即X线透视检查）。

核电站事故泄漏出放射性物质是极少见的情况，如1986年乌克兰的切尔诺贝利核电站事故和2011年日本发生的福岛第一核电站事故。事实上，住在核电站 1.6 km 内的居民受到的辐射剂量仅增加约 0.08 mSv。作为比较，单次 CT 扫描人体受到的辐射剂量在 4 ~ 8 mSv。在切尔诺贝利核电站工作的人接受的辐射剂量要大得多，超过 30 名工人和紧急救护人员在事故发生后数月内死亡，更多人则出现急性放射性疾病。来自切尔诺贝利的低水平沾染物可远达欧洲、亚洲甚至北美洲（程度更轻）。事故发生后 20 年里，在低水平沾染的地区（白俄罗斯、俄罗斯及乌克兰的广大区域）的居民受到的平均累积辐射剂量据估计约为 9 mSv。应当注意，切尔诺贝利核泄漏造成的沾染区域居民平均每年接受的额外剂量（每年 0.5 ~ 1.5 mSv）低于美国一般性自然辐射剂量（每年 3 mSv）。福岛第一核电站的工作人员在事故中也暴露于大剂量的辐射下，但没有出现死亡或持久性辐射组织反应。考虑到辐射暴露的风险，住在福岛第一核电站 20 km 以内的居民均被疏散。据估算，几乎没有附近居民受到超过 5 mSv 的辐射。世界卫生组织预计，与该事故相关的癌症死亡数将会很低。

核武器可以释放出巨大的能量和辐射。自 1945 年以后没有再发生过核武器事件。然而，现在有些国家仍拥有核武器，一些恐怖分子组织也在力图获取核武器，再次使用核武器的可能性正在上升。核武器爆炸造成大规模人员伤亡的原因是冲击波和热烧伤。伤亡人员中的小部分源于辐射导致的疾病。

可能在恐怖活动中遭受的故意辐射暴露包括应用可释放放射性物质的某种装置（用传统爆炸物的辐射投放装置称为“脏弹”）来污染某区域。其他恐怖活动包括使用隐匿的放射源造成无察觉的人群大剂量放射暴露，袭击核反应堆或放射性物质储存库，以及引爆核武器。

5 辐射对人体有哪些影响？

辐射的损伤效应（即组织反应程度）基于以下几个因素：数量（剂量）、接受特定剂量的快慢、身体暴露的范围大小、特定组织的敏感性、出现有损正常 DNA 修复的基因异常、暴露时的年龄、暴露前患者的基本健康状况。单次射线快速进行全身照射可致死，但是，如果相同的总剂量，照射时间为几周或几个月，产生的影响可能就很小。辐射的影响也取决于身体暴露范围的大小。如果全身都受到大于 6 Gy 的辐射量即可致死。但是，如果只集中照射特定的小面积躯体，并将间隔时间延长至数周或数月，如进行癌症放疗，分 10 次或以上给予这个总剂量，就不会引起严重损害。身体的一些部位对射线较敏感。细胞增殖较快的器官和组织，如肠道和骨髓等，比细胞增殖较慢的器官和组织，如肌肉和脑细胞，更容易受到射线损害。甲状腺暴露于放射性碘后容易患癌症，这是因为放射性碘可在甲状腺聚集。其他因素可增加对放射损伤的敏感性。结缔组织病和糖尿病等疾病可能会增加对放射损伤的敏感性。某些药物和化疗药物（如放线菌素 D、多柔比星、博来霉素、氟尿嘧啶、甲氨蝶呤）也可能增加对放射损伤的敏感性。一些化疗药物（如多柔比星、依托泊苷、紫杉醇、表柔比星）、抗生素（如头孢替坦）、他汀类药物（如辛伐他汀）和草药制剂可在既往辐射部位暴露后数周至数年，产生炎性皮肤反应，即辐射回忆。

6 辐射对儿童有哪些影响？

儿童的某些器官和组织，比如大脑、晶状体和甲状腺，比成人对辐射更敏感。但是，儿童的某些组织并不比成人对辐射更敏感，甚至有些组织，比如卵巢，实际上其敏感性更低。造成上述差别的原因尚不完全清楚，有部分原因在于儿童的细胞生长和成熟与成年人相比更快，而且会经历更多的细胞分裂。

胎儿对辐射损害敏感是因为胎儿细胞的分裂极快，而且从不成熟细胞分化为成熟细胞。怀孕后 8 ～ 25 周，胎儿如果受到多于 300 mGy 的辐射，可导致出生后智力下降以及入学后表现较差。孕期子宫如受到大剂量辐射可引起新生儿出生缺陷。但是，低于 100 mGy 的辐射剂量，特别是孕妇接受的平均较低剂量的影像学检查，并没有明显增加新生儿出生缺陷的风险。

7 辐射会导致癌症吗？

由于受到辐射仍存活的细胞发生了遗传物质（DNA）的损害，大剂量的辐射暴露增加了患癌风险。尽管如此，并不像人们想象的那样，事实上辐射是引起癌症的较弱因素。即使全身受到剂量为 500 mGy 的辐射（是平均每年受到的本底辐射剂量的 150 倍以上），一生中死于癌症的风险也仅由 22% 增加到约 24.5%，绝对风险只上升了 2.5%。

对于胎儿和儿童，辐射引发癌症的风险与成人相比高出几倍。儿童可能更易患癌症的原因包括：他们的细胞分裂更频繁，以及预期寿命更长，在生存期间可出现癌症。1 岁大的小孩进行腹部 CT 后，一生中因癌症死亡的风险增加约 0.1%。

8 辐射会导致遗传缺陷吗？

辐射遗传效应是通过辐射对生殖细胞遗传物质的损害使受照者后代发生遗传学异常和遗传性疾病，它是表现于受照者后代的随机性效应。虽然在动物中发现，卵巢或睾丸受到大剂量辐射会导致有缺陷的后代（遗传效应）。但是在日本核爆炸中存活者的后代并没有增加出生缺陷的百分比，这可能是因为辐射暴露剂量不足以引起该比率显著增加。

第二节　急性放射病

1 什么是急性放射病?

急性放射病一般指受到一次或短时间（数日）内分次大剂量电离辐射外照射引起的全身性疾病。临床上常分为骨髓型、肠型和脑型 3 种类型，骨髓型病程分为初期、假愈期、极期和恢复期 4 个阶段。

2 急性放射病有哪些表现?

骨髓型急性放射病的发展一般分 4 个阶段，严重程度以及发展速度取决于放射剂量。剂量越高，症状出现得越早，进展越快，病情越严重。早期症状包括恶心、食欲减退、呕吐、乏力，以及受到很高剂量辐射后会出现腹泻，症状严重程度取决于受到的辐射剂量。

因此，可以从早期症状的时间、性质以及严重程度来估计患者辐射暴露的情况。但是，患者出现外伤、烧伤或严重焦虑会使判断复杂化。

3 什么是骨髓型急性放射病？

骨髓型急性放射病也称造血型急性放射病，受照射剂量范围为 1 ~ 10 Gy。以骨髓造血组织损伤为基本病变，以白细胞数减少、感染、出血等为主要临床表现，按其病情的严重程度，可分为轻度（1 ~ 2 Gy）、中度（2 ~ 4 Gy）、重度（4 ~ 6 Gy）和极重度（6 ~ 10 Gy）4种程度。全病程经过初期、假愈期、极期和恢复期 4 个典型阶段性过程。

轻度骨髓型急性放射病可能仅出现乏力、不适、食欲减退，不会有呕吐、腹泻等症状，极期表现不明显，一般不需特殊治疗，可采取对症处理，防止感染，加强营养，注意休息，可以完全恢复。中度及重度骨髓型急性放射病临床经过基本相似，都有明显的阶段性，只是病情轻重不同。中度骨髓型急性放射病在初期可以表现为头昏、乏力、食欲减退、恶心，1 ~ 2 h 后呕吐、白细胞数短暂上升后下降。重度骨髓型急性放射病在受照 1 h后出现多次呕吐，可有腹泻，腮腺肿大，白细胞数明显下降。照后 4 ~ 18 天，进入假愈期，临床症状均明显减轻或消失，但造血功能损伤持续发生，可能出现白细胞、淋巴细胞进行性下降，可以应用这个时期处理潜在的感染，为平稳度过极期做好准备。照后 18 ～ 34 天进入极期，出现明显的临床表现，如出血、感染、发热、咽炎、腹泻、拒食、柏油便等，白细胞、淋巴细胞持续降低，血小板开始出现降低。极期症状非常严重，但对中、重度患者来说，仍存在自行恢复的可能。应积极采取有效的抗感染措施，包括抗真菌和抗病毒的预防措施。消毒隔离措施要严密，根据需要可使用层流洁净病室。控制出血，减轻造血损伤，纠正水电解质紊乱，注意防治肺水肿。在极期末可见骨髓重现造血，只要精心治疗，控制住感染、出血等主要症状的发展，保持患者内环境稳定，患者能度过极期进入恢复期。在恢复期，加强营养支持治疗，逐渐增加体能训练，促进机体恢复。

极重度与重度病例的临床经过和主要症状大体相似，但病情更重，发生时间更早，病情发展更快，自行恢复的可能性更小，死亡率明显增高。需要尽早采取抗感染、抗出血等措施。及早入住层流洁净病室和使用造血生长因子。可考虑同种造血干细胞移植，注意防治移植物抗宿主病。

4 什么是肠型急性放射病？

肠型急性放射病受照射剂量范围为 10 ～ 50 Gy。以胃肠道损伤为基本病理改变，以频繁呕吐、严重腹泻以及水电解质代谢紊乱为主要临床表现，病程经过初期、假愈期和极期 3 个阶段。应及早采取积极的综合对症支持治疗等措施，减轻病人痛苦。目前尚无救治成功病例。

5 什么是脑型急性放射病？

脑型急性放射病受照射剂量 > 50 Gy 时，以脑组织损伤为基本病理改变，以意识障碍、定向力丧失、共济失调、肌张力增强、角弓反张、抽搐和震颤等中枢神经系统症状为主要临床表现，其病程经过初期和极期 2 个阶段。受照射剂量为 50 ~ 100 Gy 时，病程为 2 天左右；如受照剂量 > 100 Gy，病程仅为数小时。

6 什么是局部放射性损伤？

癌症的放射治疗是引起局部放射损伤的最常见原因之一。这些症状主要取决于辐射剂量、接受辐射频率和接受治疗的范围。对脑和腹部照射期间或照射后不久，可出现恶心、呕吐和食欲下降。大剂量的射线照射身体的某一部位，常会使该部位表面的皮肤受损。皮肤的改变包括毛发脱落、发红、蜕皮、溃疡，最后皮肤变薄，皮下血管扩张（蜘蛛状静脉）。对口腔或颌部的照射可导致永久性的口腔干燥、龋齿数量增加、颌骨损伤。对肺部的照射，可引起肺部炎症（放射性肺炎）。大剂量放射可使肺组织形成严重的瘢痕（纤维化），进而呼吸急促，甚至死亡。胸廓接受大范围照射后，可引起心脏和保护它的囊（心包）出现炎症，发生胸痛或呼吸短促的症状。脊髓受到高累积剂量照射后，可引起严重的损伤，导致瘫痪、大小便失禁及感觉丧失。对腹部的大范围照射（照射淋巴结、睾丸肿瘤、卵巢癌）可导致慢性溃疡、瘢痕、肠道狭窄或穿孔，引起腹痛、呕吐、呕血、黑便、柏油便等症状。

有时在放射治疗很长一段时间后才出现严重的损害。患者接受了极大量的放射治疗后 6 个月到 1 年，会出现肾功能下降，导致贫血和高血压。肌肉接受了高累积剂量照射可出现肌肉疼痛的情况，包括肌肉废用（萎缩）和受照射肌肉钙沉积。放射治疗偶尔会导致新发恶性肿瘤。这些射线诱发的癌症，一般发生在暴露后 10 年或更长时间。

7 如何预防放射性损伤？

核电站事故或蓄意泄漏放射性物质造成广泛、严重的环境沾染后，人们应遵循公共卫生机构的建议。这些信息经常在电视和广播上播报。建议人们撤离沾染区域或进入避难所。是否撤离或进入避难所取决于多个因素，包括距离最初泄漏的时间、泄漏是否停止、天气状况、最近的可用避难所以及道路和交通状况。如果使用避难所，混凝土或金属结构的避难所，特别是地下避难所（比如地下室）是最好的。如果没有地下避难所，在高层建筑顶部与底部之间的中层（靠近远离窗户的中心区域）是最好的选择。

地面附近核爆炸时，产生的火球迅速射入大气中，并掀起数千吨尘土和碎屑。这会产生标志性的蘑菇状云。云在大气上部稳定下来，其中爆炸产生的放射性物质与爆炸产生的灰尘和小碎片混合在一起。这些颗粒（即辐射微尘）落回地面、聚集在表面并释放危险辐射。大量的辐射微尘可能从爆炸处延伸数十千米。最好的保护措施是到建筑物内躲避，尽量远离这些颗粒物。爆炸后，在辐射微尘落下之前有至少 10 ～ 15 分钟的时间进入建筑物内。在爆炸后的前几个小时内，尽快躲到能找到的有效避难所内。

如果可能被放射性物质沾染，建议更换衣服并淋浴。从当地药店或公共卫生机构获得碘化钾（KI）片。但是，碘化钾片仅在放射性碘释放的情况下有效，它对其他放射性物质没有保护作用。已知对碘过敏或有特定甲状腺疾病的人应避免服用碘化钾片。

进行影像学治疗操作时，包括电离辐射，特别是癌症放射治疗期间使用高剂量射线，身体最易感部位，如眼睛的晶状体、女性乳腺及卵巢、男性睾丸以及甲状腺，应进行遮蔽（比如穿上铅衣）。

8 放射性损伤预后如何？

预后取决于放射剂量、剂量率（暴露发生的快慢）以及身体受照射的部位。其他因素包括受累者的健康状况和是否受到医疗护理。总体来说，一次受到大于 3 Gy 的全身照射，半数人会立即死亡。受到大于 8 Gy 放射剂量的人群几乎全部死亡。受到小于 2 Gy 放射剂量的人群几乎全部在 1 个月之内完全康复，尽管可能会发生长期并发症，比如癌症。

通常根据患者症状来预测结果。脑血管综合征患者在几小时到几天内死亡。胃肠道综合征患者一般在 3 ~ 10 天内死亡。很多接受到正确医疗护理的造血系统综合征患者可存活，这取决于受到的放射剂量和他们的健康状况。

9 放射性损伤如何自救？

放射性损伤不需要急诊处理，但要密切注意各种综合征的出现。

必须立即清除放射性沾染物质，以免它们继续对人体辐射以及被身体吸收。沾染创口应先于沾染皮肤进行处理。用生理盐水冲洗创口以及擦拭伤口，进行创口清理。清理后，应敷盖伤口，以免清洗其他部位时再次沾染。

受污染的皮肤应用大量温水和肥皂轻轻擦洗。皮肤褶皱及指甲部位应格外仔细清洗。刺激大的化学物质、剧烈的刷擦或擦洗可能会破坏皮肤表面，应予避免。如果受沾染的毛发不能用肥皂和水清理，可用剪刀剪掉，刮毛可损伤皮肤，造成沾染物进入体内。烧伤部位应轻轻冲洗，不能擦洗。

如果吞服了大量放射性物质，应诱发呕吐。某些放射性物质有专门的化学治疗方法，可在吞服后减少吸收，或加速从体内排出。在受到放射性碘内部沾染之前或之后的较短时间内，服用碘化钾可有效防止甲状腺吸收放射性碘，进而减少患甲状腺癌和甲状腺损伤的风险。碘化钾只对放射性碘有效，对其他放射性元素无效。

第三节　慢性放射病

1 什么是慢性放射病？

慢性放射病是指在较长时间内连续或间断受到超剂量限值的电离辐射作用，达到一定累积剂量后引起的多系统损害的全身性疾病，通常以造血组织损伤为主要表现。慢性放射病可由外照射或内照射引起：①慢性外照射放射病，主要是受 X 射线、γ 射线或中子流照射引起；②慢性内照射放射病则是由于放射性物质进入体内而引起。平时和战时都可能发生。在平时，见于长期从事放射性工作，而又不注意防护或违反安全操作规程的人员。在战时，则见于在放射性沾染区内停留过久而又未采取有效防护措施的人员。

2 慢性放射病对身体有哪些危害?

由于机体对电离辐射的反应除受到辐射类型、照射方式、剂量率高低的影响外，还因个体对辐射的敏感性、年龄、性别、营养及原来的健康状态等条件不同而表现差别较大，以至较难确定统一的引起慢性放射病的剂量范围。目前多认为，在数月内全身受照总量达 1.5 ~ 2 Gy，就有可能发生慢性放射病。主要表现为神经衰弱和自主神经紊乱。常见症状有疲乏无力、头昏头痛、睡眠障碍、记忆力减退、易激动、心慌气短、多汗、食欲减退等。男性患者还可能有性功能减退，女性患者则可能有月经失调。上述症状出现在病程的早期，脱离射线后可逐渐减轻或消失。若不及早采取措施，症状继续加重，则可由功能性变化发展为器质性改变。

3 如何预防慢性放射病?

慢性放射病是完全可以预防的，对从事放射性工作的人员应加强专业训练，做好放射卫生防护教育，在具体操作时要严格遵守防护规程，减少不必要的照射。对从事开放型放射性工作的人员，除加强生产环境的防护措施外，还应重视个人防护，严格遵守操作规程，穿戴必要的防护用具和建立消除沾染制度。进行定期体检和血常规检查，以便及早发现病情、保障健康。18 岁以下的青少年和孕妇不宜从事放射性工作。

第四节　内照射放射性损伤

1 什么是内照射放射性损伤?

放射性核素经多种途径进入人体后，沉积于体内某些组织器官和系统引起的放射性损伤称为内照射放射性损伤。内照射放射性损伤在战时和平时均可发生。战时，放射性核素内污染是由放射性落下灰（雨）进入人体内所致。平时，放射性核素在工业、农业、医学等领域中被广泛应用，若使用不当、防护不周或意外事故，均有可能造成内污染。

2 放射性核素如何进入人体？

核战争时的放射性落下灰和放射性战剂及平时存在于环境中的放射性核素污染，可通过食物、水和空气经消化道、呼吸道、皮肤和伤口进入体内。放射性核素可经过污染的手或摄入被污染的水、食物、药品等，也可通过食物链经消化道进入体内。放射性核素可以气态、气溶胶或微小粉尘的形式存在于空气中，气态放射性核素（氡、氙、氚）易经呼吸道黏膜被吸收入血。伤口和皮肤黏膜沾染放射性核素后，若不及时洗消，放射性核素将通过伤口和皮肤黏膜的渗透、吸收进入体内。

3 放射性核素对人体的危害是什么？

放射性核素进入体内后，有其不同的分布和代谢特点，而且其射线在体内持续地照射，直到放射性核素完全衰变成稳定核素，或完全排出体外才终止。大多数放射性核素在体内选择性蓄积于组织器官中。例如，^{131}I 大部蓄积于甲状腺，^{90}Sr 主要蓄积于骨骼。放射性核素进入体内组织后，核素辐射能在体内的释放是一个缓慢持续的过程。因此，虽然照射量率较小，但剂量逐渐累积，所以病情发展缓慢，病程较长。马绍尔群岛居民在核爆炸后 9 年才出现第一例甲状腺异常。

4 如何减少放射性核素对人体的伤害？

放射性核素沾染体表又未进行彻底消除者，应尽早进行局部、全身洗消和伤口去除沾染，以减少或阻止放射性核素进入体内。当放射性核素由消化道进入体内时，应尽快采用催吐、洗胃等措施减少放射性核素吸收入血。放射性核素摄入后已超过4小时，服用缓泻剂，可加速放射性核素在胃肠道内运行，缩短停留时间，减少吸收。由呼吸道进入的放射性核素，应清洗鼻腔。当伤口受沾染时，首先尽快用生理盐水冲洗伤口，同时擦拭创面。

第五节　皮肤放射性损伤

1 什么是皮肤放射性损伤？

身体局部短时间内受到大剂量电离辐射或长期受到超剂量当量限值的照射后，受照部位所发生的皮肤损伤称为皮肤放射性损伤。

2 什么情况下会出现皮肤放射性损伤？

战时，核爆炸后体表皮肤沾染大量放射性落下灰可引起皮肤β射线损伤；也可由大剂量早期核辐射局部作用引起。平时，核反应堆、加速器、核燃料后处理等过程中发生事故以及医疗超剂量照射事故，可发生皮肤放射性损伤。

3 哪些情况容易出现皮肤放射性损伤？

不同年龄的皮肤对电离辐射的敏感性不同。儿童的皮肤较成年人敏感性高，60 岁以上人的皮肤对电离辐射的反应性较低。女性皮肤比男性敏感，尤其在妊娠、月经期反应更明显。不同部位皮肤的敏感程度如下：面部＞颈前＞腋窝＞四肢屈侧＞腹部。皮肤由于寒冷、冻伤或受压迫等发生血液循环不良时，对辐射的敏感性增加。

4 急性皮肤放射性损伤有哪些表现？

急性皮肤放射性损伤是身体局部受到一次或短时间（数日）内多次大剂量外照射所引起的急性放射性皮炎及放射性皮肤溃疡。其典型的临床表现因射线种类、射线能量、吸收剂量、剂量率、受照部位、受照面积和全身情况等而异，可以表现为初期的红斑、麻木、瘙痒、水肿、水疱、刺痛，以及后期的毛囊丘疹、脱毛、坏死、溃疡等。

5 慢性皮肤放射性损伤有哪些表现？

慢性皮肤放射性损伤是由于局部皮肤长期受到超剂

量限值照射，累积剂量一般大于 15 Gy，数年后引起的慢性放射性皮炎及皮肤溃疡。例如，长期接触放射源，而又不注意皮肤防护的工作人员，亦可由急性放射性皮肤损伤迁延为慢性放射性皮炎或溃疡。通常表现为慢性放射性皮炎、硬结性水肿、放射性溃疡和放射性皮肤癌。以慢性放射性皮炎最常见，放射性皮肤癌少见。

慢性放射性皮炎很像慢性干性湿疹，受伤处出现弥漫性或局限性红斑，皮肤干燥粗糙，甚至皲裂。有时可发生脱皮或皮肤角化症，也可出现局部色素沉积。指甲暗晦、变脆、粗糙、失去光泽，并常出现裂纹。汗腺和皮脂腺部分或完全萎缩，分泌功能降低甚至消失，毛囊多数萎缩，毛发脱落。

放射性皮肤癌见于慢性放射性皮炎晚期，在损伤部位过度角化、萎缩、毛细血管扩张、瘢痕增生、溃疡长久不愈的基础上转化成皮肤癌。从受照到癌变潜伏期长短不一，一般为 10 ~ 20 年，最长可达 30 年。

第二章　生物损伤防护

第一节　新型冠状病毒肺炎

1 什么是新型冠状病毒？

冠状病毒是自然界广泛存在的一类病毒，因该病毒在电镜下的形态类似王冠而得名。目前为止发现，冠状病毒仅感染脊椎动物，可引起人和动物呼吸道、消化道和神经系统疾病。新型冠状病毒（2019-nCoV，简称新冠病毒）属于β属的冠状病毒，对紫外线和热敏感，56 ℃ 30 min、乙醚、75% 乙醇、含氯消毒剂、过氧乙酸和三氯甲烷等脂溶剂均可有效灭活病毒，氯己定不能有效灭活病毒。

2 新型冠状病毒的流行特点是什么？

2.1 传染源

传染源主要是新型冠状病毒感染的患者和无症状感染者，在潜伏期即有传染性，发病后 5 天内传染性较强。

2.2 传播途径

经呼吸道飞沫和密切接触传播是主要的传播途径。接触病毒污染的物品也可造成感染。在相对封闭的环境中长时间暴露于高浓度气溶胶情况下，存在经气溶胶传播的可能。由于在粪便、尿液中可分离到新型冠状病毒，应注意其对环境污染造成的接触传播或气溶胶传播。

2.3 易感人群

人群普遍易感。感染后或接种新型冠状病毒疫苗后可获得一定免疫力，但持续时间尚不明确。

3 新型冠状病毒肺炎发病有哪些表现？

潜伏期1～14天，多为3～7天。以发热、干咳、乏力为主要表现。部分患者以嗅觉、味觉减退或丧失等为首发症状，少数患者伴有鼻塞、流涕、咽痛、结膜炎、肌痛和腹泻等症状。值得注意的是，重型、危重型患者病程中可为中低热，甚至无明显发热。轻型患者可表现为低热、轻微乏力、嗅觉及味觉障碍等，无肺炎表现。少数患者在感染新型冠状病毒后可无明显临床症状。

4 如何防护？

4.1 个人防护知识

做好个人防护，远离新型冠状病毒肺炎传染应做到以下方面。

①勤洗手：使用肥皂或洗手液并用流动水洗手，用一次性纸巾或干净毛巾擦手。双手接触呼吸道分泌物后（如打喷嚏后）应立即洗手。②保持良好的呼吸道卫生习惯：咳嗽或打喷嚏时，用纸巾、毛巾等遮住口鼻，咳嗽或打喷嚏后洗手，避免用手触摸眼睛、鼻或口。③增强体质和免疫力：均衡饮食，适量运动，作息规律，避免过度疲劳。④保持环境清洁和通风：每天开窗通风数次不少于 3 次，每次 20 ～ 30 分钟；户外空气质量较差时，通风换气的频次和时间应适当减少。⑤尽量减少到人群密集场所活动，避免接触呼吸道感染患者。⑥如出现呼吸道感染症状，如咳嗽、流涕、发热等，应居家隔离休息，持续发热不退或症状加重时及早就医。

4.1.1 洗手

4.1.1.1 洗手在预防呼吸道传播疾病中有什么作用？

正确洗手是预防腹泻和呼吸道感染的最有效措施之一。国家疾病预防与控制中心（CDC）、世界卫生组织（WHO）及美国疾病预防与控制中心（CDC）等权威机构均推荐用肥皂和清水（流水）充分洗手。

4.1.1.2 什么是正确洗手七步洗手法？

①双手手心相互搓洗（双手合十搓五下）；②双手交叉搓洗手指缝（手心对手背，双手交叉相叠，左右手交换各搓洗五下）；③手心对手心搓洗手指缝（手心相对十指交错，搓洗五下）；④指尖搓洗手心，左右手相同（指尖放于手心相互搓洗搓五下）；⑤一只手握住另一只手的拇指搓洗，左右手相同各搓五下；⑥弯曲手指使关节在另一手掌心旋转揉搓，交换进行各搓五下；⑦双手手腕相互搓洗。

4.1.1.3 哪些时刻需要洗手？

①传递文件前后；②咳嗽或打喷嚏后；③制备食品之前、期间和之后；④吃饭前；⑤上厕所后；⑥手脏时；⑦接触他人后；⑧接触动物后；⑨外出回来后。

4.1.1.4 旅途在外没有清水，不方便洗手，怎么办？

可以使用含乙醇消毒产品清洁双手。冠状病毒不耐酸、不耐碱，并且对有机溶剂和消毒剂敏感。75% 乙醇可灭活病毒，所以达到一定浓度的含乙醇消毒产品可以作为肥皂和流水洗手的替代方案。

4.1.2 戴口罩

4.1.2.1 口罩该怎么选？

一次性医用口罩连续佩戴 4 小时更换，污染或潮湿后立即更换；N95 医用防护口罩连续佩戴 4 小时更换，污染或潮湿后立即更换；棉布口罩、海绵口罩均不推荐。

4.1.2.2 如何正确佩戴口罩？

医用口罩的使用方法：①口罩颜色较深的是正面，颜色较浅的是反面，佩戴时正面朝外；医用口罩上方还有鼻夹金属条，要注意带有金属条的部分为口罩上端，切勿上下颠倒；②将手洗干净，确定口罩正反面和上下端正确后，将绳子挂在耳后；③首先向下拉伸口罩，使口罩不留有褶皱，覆盖住鼻子和嘴巴，然后用手压紧鼻梁两侧的金属条，使口罩上端紧贴鼻梁，最后调整口罩，保证与整个面部贴合。

4.1.2.3 特殊人群如何佩戴口罩？

①孕妇佩戴防护口罩，应注意结合自身条件，选择舒适性比较好的产品；②老年人及有心肺疾病和慢性病患者佩戴后若造成不适感，甚至会加重原有病情，应寻求医生的专业指导；③儿童处在生长发育阶段，其脸型小，应选择儿童防护口罩。

4.2 居家防护知识

4.2.1 在家中怎样预防新型冠状病毒肺炎传染？

①增强卫生健康意识，适量运动、保障睡眠、不熬夜可提高自身免疫力；②保持良好的个人卫生习惯，咳

嗽或打喷嚏时用纸巾掩住口鼻，彻底洗手，不用脏手触摸眼睛、鼻或口；③居室多通风换气并保持整洁卫生；④尽可能避免与有呼吸道疾病症状（如发热、咳嗽或打喷嚏等）的人密切接触；⑤尽量避免前往人多拥挤和空间密闭的场所，如必须去须佩戴一次性医用口罩；⑥避免接触野生动物和家禽家畜；⑦坚持安全的饮食习惯，食用肉类和蛋类要煮熟、煮透；⑧密切关注发热、咳嗽等症状，出现这些症状一定要及时至发热门诊就医。

4.2.2 新型冠状病毒肺炎流行时，我们怎么吃才好？

①不要食用已经患病的动物及其制品；要从正规渠道购买冰鲜禽肉；食用禽肉、蛋奶时要充分煮熟；②处理生食和熟食的切菜板及刀具要分开，处理生食和熟食之间要洗手；③即使在发生疫情的地区，如果肉食在食品制备过程中予以彻底烹饪和妥善处理，也可安全食用。

4.2.3 前往公共场所怎样预防新型冠状病毒肺炎传染？

①避免在未加防护的情况下与牲畜或野生动物接触。②保持公共场所室内通风换气；在人流密集场所，如商场、公交车、地铁和飞机等，应佩戴一次性医用口罩减少接触病原的风险。③咳嗽打喷嚏时，用纸巾、衣袖或屈肘将鼻完全遮住；将用过的纸巾立刻扔进封闭式垃圾箱内；咳嗽打喷嚏后，用肥皂和清水或含乙醇洗手

液清洗双手。④外出回家后及时洗手，如有发热或其他呼吸道感染症状，特别是持续发热不退时，应及时就医。⑤传染病流行季节应避免各类聚餐、聚会。

4.2.4 到生鲜市场采购，怎样预防新型冠状病毒肺炎传染?

①接触动物和动物产品后，用肥皂和清水洗手；②避免触摸眼、鼻、口；③避免与患病的动物和病变的肉接触；④避免与市场里的流浪动物、垃圾废水接触。

4.2.5 排除新型冠状病毒肺炎轻症发热病例的居家隔离建议

①将患者安置在通风良好的单人房间。②限制看护人数，尽量安排一位健康状况良好且没有慢性病的人进行护理。拒绝一切探访。③家庭成员应住在不同房间，如条件不允许，和患者至少保持 1 米距离。④限制患者活动，患者和家庭成员活动共享区域最小化；确保共享区域（厨房、浴室等）通风良好。⑤看护人员与患者共处一室应戴好一次性医用口罩，口罩紧贴面部，佩戴过程禁止触碰和调整。若口罩因分泌物变湿、污染，必须立即更换。摘下及丢弃口罩之后，清洁双手。⑥与患者有任何直接接触或进入患者隔离空间后，均需清洁双手。

4.3 工作区域防护知识

4.3.1 上班途中如何做？

①正确佩戴一次性医用口罩；②新型冠状病毒肺炎流行期间，尽量不乘坐公共交通工具，建议步行、骑行或乘坐私家车、班车上班；③如必须乘坐公共交通工具，务必全程佩戴一次性医用口罩。途中尽量避免用手触摸车上物品。

4.3.2 入楼工作如何做？

①进入办公楼前自觉接受体温检测，体温正常可入楼工作，并到卫生间洗手；②若体温超过37.2℃，请勿入楼工作，并回家观察休息，必要时至发热门诊就医。

4.3.3 入室办公如何做？

①保持办公区环境清洁，建议每日通风3次，每次20～30分钟，通风时注意保暖；②人与人之间保持1米以上距离，多人办公时佩戴口罩；③保持勤洗手、多饮水，坚持在进食前、如厕后按照七步法严格洗手；④接待外来人员时双方均佩戴口罩。

4.3.4 参加会议如何做？

①建议佩戴口罩，进入会议室前洗手消毒；②开会人员间隔1米以上；③减少集中开会，控制会议时间，会议时间过长时，开窗通风1次；④会议结束后，场地、家具须进行消毒。茶具用品建议开水浸泡消毒。

4.3.5 食堂进餐如何做？

①采用分餐进食，避免人员密集；②餐厅每日消毒1次，餐桌椅使用后进行消毒，餐具用品需高温消毒；③操作间保持清洁干燥，严禁生食和熟食用品混用，避免肉类生食；④建议营养配餐，清淡适口。

4.3.6 下班路上如何做？

①洗手后佩戴一次性医用口罩外出，回到家中摘掉口罩后首先洗手消毒。②手机和钥匙使用消毒湿巾或75%乙醇擦拭。③居室保持通风和卫生清洁，避免多人聚会。

4.3.7 公务采购如何做？

①须佩戴口罩出行，避开密集人群。②与人接触保持1米以上距离，避免在公共场所长时间停留。

4.3.8 工间运动如何做？

①建议适当、适度活动，保证身体状况良好；②避免过度、过量运动，造成身体免疫功能下降。

4.3.9 公共区域如何做？

①每日需对门厅、楼道、会议室、电梯、楼梯、卫生间等公共场所进行消毒，尽量使用喷雾消毒；②每个区域使用的保洁用具需分开，避免混用。

4.3.10 公务出行如何做？

①专车内部及门把手建议每日用75%乙醇擦拭1次；

②乘坐班车需佩戴口罩，建议班车使用后用75%乙醇对车内及门把手擦拭消毒。

4.3.11 后勤人员如何做？

①服务人员、安保人员、清洁人员工作时必须佩戴口罩，并与人保持安全距离；②食堂采购人员或供货人员必须佩戴口罩和一次性橡胶手套，避免直接手触肉禽类生鲜材料，摘手套后及时洗手消毒；③保洁人员工作时必须佩戴一次性橡胶手套，工作结束后洗手消毒；④安保人员必须佩戴口罩工作，并认真询问和登记外来人员状况，发现异常情况及时报告。

4.3.12 公务来访如何做？

①需佩戴口罩；②进入办公楼前首先进行体温检测，并向检查登记人员介绍有无发热、咳嗽、呼吸不畅等症状；③无上述情况，且体温低于37.2℃的正常条件下，方可入楼办公。

4.3.13 传阅文件如何做？

传递纸质文件前后均需洗手，传阅文件时佩戴口罩。

4.3.14 电话消毒如何做？

建议每日用75%乙醇上、下午各擦拭一次座机电话，如果使用频繁可增加至四次。

4.3.15 空调消毒如何做？

①中央空调系统风机盘管正常使用时，定期对送风

口、回风口进行消毒；②中央空调新风系统正常使用时，若出现疫情，不要停止风机运行，应在人员撤离后，对排风支管封闭，运行一段时间后关断新风排风系统，同时进行消毒；③带回风的全空气系统，应把回风完全封闭，保证系统全新风运行。

4.3.16 废弃口罩如何处理？

防疫期间，摘口罩前后做好手卫生，废弃口罩放入专用垃圾桶内，每天两次使用 75% 乙醇或含氯消毒剂对垃圾桶进行消毒处理。

第二节　炭疽杆菌感染

1 什么是炭疽杆菌？

炭疽（anthrax）是一种古老的人畜共患病，因其特征性的皮肤焦痂色如煤炭而得名。炭疽曾对人类的生命财产造成了严重的损失。炭疽杆菌（*Bacillus anthracis*，也称炭疽芽孢杆菌）是炭疽的病原体，是经典的生物战剂。由于炭疽杆菌易于大量培养；感染途径多样；人畜皆可罹患；芽孢抵抗力强，易于保存运输；可以污染土壤、水源，并可以气溶胶形式释放；造成的污染不易清除，第二次世界大战期间，炭疽杆菌被列为首位生物战剂。

2 人是怎么感染上炭疽的?

炭疽分布几乎遍及全世界，但主要危害畜牧业。由于人间很少相互传染，因而人间炭疽以散发病例和小规模暴发为主，平时主要是皮革、羊毛和骨制品人员的职业病，在动物炭疽多发区有人类发病和小规模流行的报道。洪水和地震等自然灾害也可导致炭疽流行，这是因为此时土壤中的炭疽杆菌芽孢可以上浮至表面而增加感染机会。以炭疽杆菌芽孢作为武器进行攻击，可以造成人群的非自然感染。

以下多种途径可以感染炭疽：皮肤触摸到被炭疽杆菌污染的物品，比如动物的皮毛制品；吸进含有炭疽杆菌的空气，导致呼吸道病变，比如肺炭疽；摄入被炭疽杆菌污染的奶制品、肉制品，导致胃肠道炭疽。

3 炭疽发病有哪些表现?

潜伏期 1 ~ 7 天，多在暴露于病原体后 2 天内发病，潜伏期最长可达 12 天。潜伏期的长短取决于感染细菌的数量、感染途径和个体免疫状态等因素。皮肤炭疽占所有感染的 95%，不治疗的病例死亡率为 10% ~ 20%。感染部位常瘙痒、凸起、形成水疱，2 ~ 6 天内可形成凹陷的黑痂。胃肠型炭疽较为罕见，常因误食被污染的肉或肉制品而感染，以胃肠疼痛、出血和快速出现腹水为特点。吸入型炭疽常以轻度非特异上呼吸道症状为主，致死率非常高。

4 炭疽能治愈吗？

炭疽是可以治愈的，作为一种细菌性传染病，使用抗生素治疗是首选。青霉素是治疗的首选药物，还有多种广谱抗生素对治疗炭疽有效。皮肤炭疽的治疗除使用抗生素外，还需要简单处理创面。

5 如何防护？

5.1 健康人怎样预防炭疽?

最重要的一点就是不接触传染源。炭疽的传染源主要是病死动物，发现牛、羊等动物突然死亡，坚决做到“五不要处理”，即不宰杀、不食用、不买卖、不转运、不丢弃病死畜禽及其制品，立即报告当地农业畜牧部门，按规定进行无害化处理。一旦发现自己或周围有人出现炭疽的症状，应立即报告当地卫生院或疾病预防控制机构，并及时就医。注意从正规渠道购买牛羊肉制品，不购买和食用病死牲畜或来源不明的肉类。

5.2 接触牛、羊等动物会感染炭疽吗?

人类常常通过患病动物的肉类、皮毛或患病动物排出物或排出物污染的物品而感染炭疽，前提都是患病动物，即患炭疽的动物。接触健康的牛、羊等动物及其肉类制品是不会感染炭疽的。

5.3 牛、羊肉等动物肉制品还能吃吗?

牛、羊等食草动物对炭疽杆菌易感，感染后常在短时间内发病死亡。病死牛、羊的肉类以及来源不明的肉制品不能食用。通过正规渠道购买的牛、羊肉都是经过检疫的，烹饪时煮熟、煮透可放心食用。

第三节　肉毒毒素中毒

1 什么是肉毒梭菌?

肉毒梭菌又名肉毒梭状芽孢杆菌（*Clostridium botulinum*），是一种腐物寄生菌，在自然界广泛存在。这是一种厌氧芽孢杆菌，在缺氧环境（特别是罐头食品、腊肠及密封腌渍食物）中具有极强的生存能力。肉毒梭菌在厌氧繁殖过程中能产生毒性极强的外毒素——肉毒毒素（BoNT），是毒性最强的毒素之一，能引起特殊的神经中毒症状，病死率很高。食品加工过程中一旦污染该菌，人类摄入被肉毒毒素污染的肉类、罐头、奶粉等食品可引起食物中毒，出现头晕、呼吸困难和肌肉乏力等症状。肉毒毒素是标准的毒素战剂，也是最早武器化的毒素战剂之一，自美国“9·11”恐怖袭击和“炭疽邮件”恐怖事件后，国际社会便把肉毒毒素列为最有可能被使用的生物恐怖病原之一，现认为是最危险的生物恐怖剂。

2 肉毒毒素中毒是如何发生的？

肉毒梭菌在自然界广泛存在，土壤中常可检出，偶可存在于动物粪便中。肉毒毒素中毒一年四季均可发生，发病主要与饮食习惯密切相关。欧美国家引起肉毒毒素中毒的食物主要以罐头、香肠、腊肠等肉制品为主；日本等沿海国家主要是由于进食水产品引起；我国则主要是由于进食臭豆腐、豆瓣酱、豆豉和甜面酱等发酵食品引起。肉毒毒素中毒在我国各地均有发现，但80%的病例集中在新疆地区，主要为家庭自制的食品，如臭豆腐、豆豉、豆酱等，这些发酵食品所用的粮和豆类常带有肉毒梭菌芽孢，制作时密封于容器中，20～30℃发酵。在厌氧菌适合的温度、湿度条件下，肉毒梭菌得以增殖和产毒。

以下多种途径可以引起肉毒毒素中毒。①食源性肉毒毒素中毒：食品在制作过程中被肉毒梭菌芽孢污染，制成后未彻底灭菌，芽孢在厌氧环境中发芽繁殖，产生毒素，食品食用前又未经彻底加热处理而中毒。②婴儿肉毒毒素中毒：1976 年美国首先报道。主要发生在 1 岁以下婴儿，特别是 6 个月以内婴儿，因其肠道缺乏能拮抗肉毒梭菌的保护性菌群和抑制肉毒梭菌的胆酸等，食入肉毒梭菌芽孢或被芽孢污染的蜂蜜等食品后，芽孢在肠道发芽、繁殖，产生的毒素被吸收而致病。近几年，婴儿肉毒毒素中毒的发病率已超过食物肉毒毒素中毒，但 80% 以上发生在美国。③创伤肉毒毒素中毒：最早于 1943 年发现，类似破伤风，主要是土壤中的肉毒梭菌芽孢通过伤口感染，进入人体后繁殖成肉毒梭菌并产生肉毒毒素引起。

3 肉毒毒素中毒有哪些表现？

肉毒毒素中毒的临床表现与其他食物中毒不同，胃肠道症状很少见，不发热，意识清楚，主要为神经末梢麻痹。初期表现为虚弱、眩晕和头痛等非典型症状，接着出现视物模糊、复视、眼睑下垂、瞳孔散大等眼麻痹症状，然后是吞咽、咀嚼困难，口喉干燥，张口、伸舌等肌肉麻痹症状，后期则出现膈肌麻痹、肌肉松弛、呼吸困难，直至呼吸心跳停止导致死亡。婴儿肉毒毒素中毒症状与食物中毒类似，但最显著的症状是便秘、吸乳和啼哭无力等。

4 如何防护？

加强对食品卫生的管理和监督，尤其是腌腊、发酵和罐装豆类、肉类等食品的安全卫生。推荐家庭腌制或发酵食物时低温保存，防止芽孢发芽，食用前煮沸6～10分钟。消费者应注意食品包装是否有异常（膨胀、发黑、气味等），避免食用过期食品，食物尽量高温烹饪等。

注意保持婴儿所处环境及其食品的清洁卫生，避免摄入肉毒梭菌芽孢。据美国CDC蜂蜜产品的调查结果显示，肉毒梭菌芽孢检出率为25%，在美国有15%的婴儿肉毒毒素中毒发生在食入被肉毒梭菌芽孢污染的蜂蜜食品后。建议10个月以内的婴儿禁止食用罐装蜂蜜食品等。

第三章　化学毒剂防护

第一节　概　论

1 什么是化学毒剂？

人类利用有毒化学物质的历史由来已久。远古时期，人们为了生存，使用烟火将野兽从深穴岩洞中熏出，以猎取为食。在战争中用来杀伤人员、牲畜、毁坏植物等的各种有毒化学物质都称为化学毒剂。这些毒剂杀伤力极强，危害大，一旦用于战争便可以毒杀数以百万的生命。像沙林这种毒性剧烈的神经性毒剂，由于其毒性特点且便于制造，很受各国重视，也被称为“穷国的原子弹”。

2 化学毒剂有哪些危害？

化学毒剂对人类的危害主要取决于化学物质本身的理化性质和毒性，也受毒源位置、地理环境、气象条件的影响。化学事故主要有两种形式：一种为泄漏型，另一种为燃爆型。前者较多见，后者破坏性大。许多化学事故是混合型。如发生泄漏后引起燃爆，也有发生燃爆后引起泄漏。泄漏型化学事故是指管道、阀门失灵或运输工具故障，致有毒气体或挥发性强的有毒液体漏出而造成人员伤害。其特点是中毒人员多，现场死亡人员少。燃爆型化学事故由于燃烧、爆炸，通过有毒气体泄漏和爆炸等多种形式造成人员伤害。其特点是爆炸本身及次生灾害造成现场死亡人员多，有中毒伤，也有中毒合并烧伤、骨折、冲击伤等复合伤伤员，伤情复杂。

化学毒剂可通过蒸气、雾、烟、微粉和液滴五种状态对人造成毒害作用。蒸气、烟、雾主要通过呼吸道吸入中毒；微粉既可通过飞扬经呼吸道吸入中毒，又可通过沉降造成地面、物体和皮肤染毒；液滴主要通过染毒皮肤或地面、物体，使人直接或间接中毒。大量摄入化学制品、农药等会使人中毒而致死。

3 化学毒剂中毒如何急救？

3.1 现场急救处理

不论何种原因中毒均应立即急救。发现有人服毒后，要迅速实施以下工作。①问病人：立即询问病人服的何种药，服多少。病人意识不清楚或拒不回答时立即查线索。②查线索：迅速查看病人周围，如床上、地上、桌上等处，有否遗留药瓶、药袋，缺少多少。若病人有服毒迹象，应毫不迟疑地急救。

3.2 急性中毒的急救原则

急性中毒者病情急，损害严重，需要紧急处理。因此，急性中毒的急救原则应突出四个字，即“快”“稳”“准”“动”。“快”即迅速，分秒必争；“稳”即沉着、胆大、果断；“准”即判断准确，不要采用错误方法急救；“动”即针对动态出现的症状，判断措施是否对症。

3.3 急性中毒的急救技术（除毒、解毒和对症急救）

3.3.1 除毒方法

3.3.1.1 清除皮肤毒物

迅速使中毒者离开中毒场地（脱离中毒环境），脱去被污染衣物，用微温水反复冲洗身体，清除沾污的毒性物质。如为碱性物中毒，可用醋酸冲洗；如为酸性物中毒，可用小苏打水、肥皂水冲洗；美曲膦酯（敌百虫）中毒忌用碱性溶液冲洗。

3.3.1.2 清除眼内毒物

迅速用清水冲洗5～10分钟，然后使用氯霉素眼药水或眼药膏以防感染，用地塞米松眼膏减轻损伤。

3.3.1.3 吸入毒物的急救

立即将病人脱离中毒现场，搬至空气新鲜的地方，有条件的可吸氧气。

3.3.1.4 食入毒物的急救

催吐，用手指、筷子触摸咽部，将毒物呕吐出来。神志不清醒者忌用。

3.3.2 解毒和对症急救

解毒和对症急救需在医院进行。

4 如何防护？

4.1 呼吸道的防护

在未知现场存在任何有毒、有害气体或空气中有毒、有害气体浓度未知的情况下，原则上应使用隔绝式呼吸防护用品（或正压式呼吸防护用品）；当所处的场所没有上述防护用品时，在紧急情况下，可使用逃生型呼吸防护用品；如果手边也没有逃生型呼吸防护用品，可选择一些简易的呼吸防护用品。如：①防毒面罩和防毒口罩等，如防氯气、光气可用碱石灰、活性炭作吸附剂的防毒口罩；防氨用硫酸铜或硫酸锌的防毒口罩；防毒口罩应定期检查，以防失效；②用毛巾、纱布、衣襟等做成的厚口罩（8 ~ 30 层），浸入下列液体：如浸入碳酸钠饱和溶液及 10% 甘油可用来防二氧化硫、氯化氢、酸雾等；浸入 10% 碳酸氢钠溶液、草木灰水、石灰水可防沙林和氰化氢；浸入碳酸钙或乳酸钙溶液可防氟化氢。

4.2 皮肤的防护

①防止化学毒剂损伤皮肤和经皮肤侵入体内，应穿防护服、防护靴及戴防护手套，或者可选用适当的防护油膏，如防酸用 3% 氧化锌油膏，防碱可用 5% 硼酸油膏；②准备简易的防护用品，遇到化学毒剂泄漏时，可立即取材，如雨衣、塑料布、帆布、油布、棉被、毯子等遮住躯体，戴上医用或工业用橡胶手套或皮手套，穿上雨鞋，以尽量减少化学毒剂与皮肤接触。

4.3 眼睛的防护

①戴防风镜或佩戴简易的防护器具，以防化学毒剂损伤眼睛，或通过眼结膜进入人体，引起中毒；②简易防护方法：用铁丝、塑料纸、玻璃纸等制成防毒眼镜或用玻璃纸、透明塑料膜蒙住眼睛，四周用胶布固定在脸上。

第二节　神经性化学毒剂损伤

1 什么是神经性化学毒剂?

神经性化学毒剂是经典化学战剂中毒性最强的致死性、速杀性毒剂，其毒理作用主要是抑制体内胆碱酯酶活性，导致后者丧失水解乙酰胆碱功能，引起乙酰胆碱大量蓄积，出现胆碱能神经过度兴奋，产生一系列中毒症状和体征。由于它们都是有机磷酸酯类化合物，又称为有机磷毒剂。军用毒剂的主要代表有塔崩（GA）、沙林（GB）、梭曼（GD）和维埃克斯（VX），民用毒剂的主要代表有敌敌畏、乐果等各类有机磷农药。

2 神经性化学毒剂的中毒方式是什么?

多数神经性化学毒剂都能通过空气、水体及其他物体染毒且停留时间长难以降解。人体主要通过呼吸空气、饮用水以及接触被污染的物体中毒。沙林和梭曼都有极强的穿透力，能通过皮肤黏膜进入人体，人吸入染毒的空气也能发生中毒现象（例如气溶胶）。

3 如何识别神经性化学毒剂中毒？

主要依据接触史和瞳孔缩小、肌颤、流涎及多汗等典型中毒症状。轻度中毒主要表现为瞳孔缩小、胸闷、流涕、流涎、多汗、恶心、呕吐；不安、无力感、头痛、头晕等。中度中毒上述症状加重，主要表现为呼吸困难，伴有哮喘及轻度发绀、大汗、腹痛、腹泻；嗜睡、注意力不集中、记忆力减退、反应迟钝或抑郁等；有明显的肌颤、言语不清、走路不稳等。重度中毒上述症状更重，并出现呼吸极度困难、严重缺氧发绀；全身广泛性肌颤；大小便失禁、惊厥、昏迷及呼吸循环衰竭。

4 如何紧急救治？

4.1 消毒（去污）

服装、轻武器被液态神经性化学毒剂污染时，戴上防毒面具后立即用制式个人消毒手套或其他消毒剂消毒染毒部位；眼被毒剂污染时，在染毒区内尽可能屏气，迅速用水洗眼，然后戴上防毒面具；伤口染毒时用水冲洗，并在肢体伤口近心端扎上止血带。

4.2 自救

中毒后，出现视物模糊、胸闷、气短、流涕、肌颤或恶心、多汗等症状时，立即肌内注射神经性化学毒剂急救针1支。

4.3 互救

对不能自救的个人给予互救，医务人员和非医务人员对中毒者及时采取恢复或维持生命功能的应急措施包括以下几项。

①尽快注射神经性化学毒剂急救针：当出现神经性化学毒剂中毒症状时，立即肌内注射急救针1支。②防止继续中毒：戴防毒面具或更换失效的面具，进行皮肤防护；消毒；误服染毒水和食物时，立即反复刺激舌根引起呕吐，尽快撤离染毒区。③维持呼吸功能：当中毒者出现呼吸明显抑制或停止时，立即进行辅助呼吸。在染毒区内用带有滤毒罐的风箱或复苏器进行辅助呼吸。离开染毒区后或在未污染的大气中，在对中毒者面部消毒后进行辅助呼吸。

5 如何防护？

防毒面具和皮肤防护器材能有效防护，虽然农药中使用的有机磷毒性可能不一定有沙林的毒性强，但其急性毒性的机制是相同的，有些有机磷农药（如甲胺磷）由于毒性很高已经被禁用。即使是目前广泛使用的相对毒性较低的有机磷农药（如毒死蜱），一旦无防护性接触或误食误服，也极易造成人或牲畜的急性中毒，有些还可能产生迟发性神经毒性。因此，应该采取积极措施规范有机磷农药的使用、防治农药的污染，并在日常生活中防止误服误用。

有机磷农药中毒者治愈数周后，再次染毒时敏感性将增高，故中毒后 2 ～ 3 个月不宜接触有机磷毒物。

第三节　窒息性化学毒剂损伤

1 什么是窒息性化学毒剂？

窒息性化学毒剂又称肺刺激剂、肺损伤性毒剂，是一类主要损伤呼吸道和肺的致死性毒剂，引发肺损伤、肺水肿，导致机体产生急性缺氧、窒息乃至死亡。这类毒剂曾在第一次世界大战中被使用过，主要有光气、双光气、氯气和氯化苦等。当时光气是重要的毒剂之一，占毒剂生产总量的25%。光气是一种有烂草味的无色气体。吸入光气后，一般经几小时的潜伏期才出现症状，表现为呼吸困难、胸部压痛、呼吸频率升高、血压下降，严重时出现昏迷，甚至死亡。光气具有作用慢、毒性低、急救难、防消易、来源广泛等特点，又是主要的化工原料，平时常因防护不当或意外泄漏发生中毒，是双用途毒剂之一。

根据其对呼吸道损伤部位的不同，可分为两种类型：①1型毒剂：损伤大气道，包含氨、氯化氢、氟化氢、镇暴剂、多数烟雾剂、二氧化硫和芥子气；②2型毒剂：损伤小气道和肺的小气囊（肺泡），包含三氯硝基甲烷、异氰酸甲酯、光气和四氯化碳。混合效应型毒剂可以损伤大气道、小气道和肺泡。

2 窒息性化学毒剂中毒有哪些表现？

听伤员的呼吸时，一开始就出现胸部杂音并且症状明显的伤员很可能暴露于1型毒剂。胸部杂音不明显，呼吸短促发生较晚的伤员可能暴露于2型毒剂。

皮肤接触光气后会出现刺痛并在5～20秒的时间内变白。被沾染的皮肤随后会变灰并有红色边界。在暴露后30分钟内，略微隆起的苍白风团（类似荨麻疹）就会出现。在随后的7天中，皮肤逐渐变成深褐色，而后随着皮肤及皮下组织坏死而变成黑色。如果不经手术切除，风团可能会持续存在超过6个月。

高浓度硫化氢还会导致伤员出现癫痫及意识丧失。他们可能遭受心脏损伤。持续暴露在低浓度硫化氢下可能会刺激眼睛和鼻咽部黏膜，并引起头痛、无力、不协调、恶心、呕吐、胸部束缚感和过度换气。暴露于硫化氢后，伤员携带的任何一种硬币都可能会出现绿色污点或变暗，这些可以进一步提醒硫化氢暴露。

3 如何预防窒息性化学毒剂（此类民用毒物一般称为刺激性气体）中毒？

氰化合物包括氰化氢和氯化氰，在室温下，它们是极易蒸发的液体或气体。许多家用物品和工业化学品燃烧后都会产生氰化物，并且人们吸入任何种类的工业或家庭火灾烟雾也会造成氰化物中毒。尽管氰化物有类似苦杏仁的特殊气味，大约半数人缺乏识别氰化物的能力。硫化氢在室温下始终是气体状态，因此通常是通过吸入导致硫化氢暴露。硫化氢可以通过将含硫的家用化学品与酸混合使用产生。残留毒气可以损害救援人员，引起许多额外的人员伤亡。粪便分解时也能产生硫化氢。大的农场粪肥坑经常有致命含量的硫化氢气体。硫化氢有特殊的臭鸡蛋气味，但高浓度的硫化氢会损害人们对该气味的察觉能力。

防毒面具或防毒口罩在有效防护时间内有良好的防护效果。无防护器材时，应转移至上风方向或高处。

4 窒息性化学毒剂中毒如何急救？

暴露于化学毒剂蒸气或气体毒剂下的伤员经常并不需要去污，而且也没有针对这类毒剂的特效解毒剂。主要涉及大气道（1 型毒剂）的伤员，通过面罩给予 100% 的暖湿氧气。对于可能暴露在 2 型毒剂下的伤员，应转入医院重症监护室（ICU）并给予吸氧。

第四节　糜烂性化学毒剂损伤

1 什么是糜烂性化学毒剂？

糜烂性化学毒剂又称起疱剂，是一类通过皮肤、眼、呼吸道及消化道等途径使人中毒，直接损伤组织细胞，引起皮肤、黏膜炎症、坏死、糜烂，吸收后造成全身吸收中毒的化学战剂，主要代表是芥子气。芥子气于第一次世界大战后期（1917 年 7 月）首先由德军大量使用，其后各国军队相继效仿，造成大量人员伤亡。其伤亡人数占毒剂总伤亡人数（130 万）的 88.7%，故有“毒剂之王”之称。自第一次世界大战至两伊战争，芥子气曾多次被大规模使用，造成大量伤亡，目前仍然是外军装备的主要毒剂之一，其重要性仅次于神经性化学毒剂。

2 芥子气对人体有哪些伤害？

芥子气可引起机体多方面的损伤，无防护情况下常同时出现眼、呼吸道及皮肤损伤。通过吸收可引起全身中毒。皮肤是芥子气损伤的多发部位。潮湿多汗、四肢屈侧等皮肤薄嫩及受摩擦部位都较敏感。芥子气损伤的过程和程度与染毒剂量、外界条件以及身体状况有关。温度高、湿度大，均能显著增强芥子气毒性作用。芥子气能迅速穿透皮肤，大部分进入血液，小部分被“固定”于皮肤，形成结合芥子气。皮肤损伤的程度与此“固定量”有关。眼损伤的主要病变是结膜炎和角膜炎，甚至全眼炎，若角膜坏死穿孔则永久性失明。呼吸道损伤类似重感冒或支气管炎症状，并常伴有全身吸收中毒表现。消化道损伤主要因误食染毒的水或食物而发生。经口中毒主要损伤上消化道，以胃为主。非经口吸收中毒主要损伤下消化道，以小肠为主。

芥子气中毒后可遗留许多后遗症。如皮肤损伤后可引起过敏现象，产生各种皮炎，瘢痕形成可引起功能障碍。呼吸道损伤后可出现慢性支气管炎、支气管扩张及肺气肿等。中、重度眼损伤可遗留结膜炎、角膜炎、角膜溃疡、视力减退、甚至失明。芥子气的迟发效应导致癌变和畸变概率增高。

3 糜烂性化学毒剂中毒有哪些表现?

芥子气会引起皮肤剧痛和发红。暴露几小时后（有时会长达 36 小时后）就会形成水疱。芥子气引起的水疱有时像一串珍珠围绕着一片看上去未受影响、但实际是损伤太重而未出现水疱的中央区域。而氮芥引起的水疱很少表现出这种形式。水疱可能会变大并充满液体。眼睛可能会疼痛发炎，角膜可能会变得浑浊。伤员会出现咳嗽、声嘶、气喘、喘息和喉头痉挛等。他们可能会感觉到胸部束缚和呼吸短促。

皮肤暴露在路易氏剂中约 1 分钟左右就会出现疼痛。皮肤发红经常在 15 ～ 30 分钟时变得明显，并且水疱会在几小时后出现。水疱经常在皮肤发红的中心区域开始形成，并向外扩散。水疱形成后疼痛会有所缓解。吸入后很快刺激气道，因小血管的液体漏入肺泡（肺内的小气泡）导致咳嗽、流鼻涕、喘鸣和呼吸短促。几小时后，伤员会出现胸部束缚感和呼吸短促。

4 如何减轻芥子气中毒的伤害?

芥子气没有特效治疗药物，但在 15 分钟内消毒或用清水、肥皂水冲洗并脱去污染衣物或用纤维沾走液滴可减少伤害。

第五节　全身中毒性化学毒剂损伤

1 什么是全身中毒性化学毒剂？

全身中毒性化学毒剂又称血液毒、氰类毒剂，是一类破坏人体组织细胞氧化功能、引起组织缺氧的毒剂。主要代表有氢氰酸（AC）和氯化氰（CK）。全身中毒性化学毒剂施放时呈蒸气态，有效浓度维持时间短，已居次要地位。但作为化学战剂，氢氰酸具有较强的隐蔽性和速杀作用，易穿透防毒面具，平时作为化工原料被大量生产和贮存，来源丰富，战时可直接转化为化学战剂，国外仍较重视。

2 全身中毒性化学毒剂对人的危害是什么？

氢氰酸及其盐类，平时广泛用于化纤、电镀、合成橡胶、有机玻璃、制药、肥料、冶金、灭鼠及杀虫等。在生产和使用时违反操作规程或不注意安全防护时，常发生中毒。自然界中以苦扁桃仁苷形式存在于苦杏仁、樱桃、李子、杏以及木薯块和根等。食后在体内酶催化作用下分解，放出氢氰酸。如 100 g 苦杏仁分解释放氢氰酸 100 ~ 250 mg。氢氰酸致死剂量为 60 mg，故口服十几颗苦杏仁即可引起儿童中毒。

3 如何识别氰化物中毒？

氰化物一开始会引起气喘、心率加快和高血压。伤员可能会在30秒内发生癫痫并丧失意识。他们可能会表现出类似破伤风的症状，包括牙关紧闭、表情痛苦和颈部拱起。伤员的皮肤可以表现为潮红，但大约一半伤员的皮肤会呈淡蓝色。

4 如何避免氰化物中毒？

氰化物包括氰化氢和氯化氰，在室温下，它们是极易蒸发的液体或气体。许多家用物品和工业化学品燃烧后都会产生氰化物，并且人们吸入任何种类的工业或家庭火灾烟雾也会造成氰化物中毒。尽管氰化物有类似苦杏仁的特殊气味，但大约半数人缺乏识别氰化物的能力。